BEI GRIN MACHT SICH IHR WISSEN BEZAHLT

- Wir veröffentlichen Ihre Hausarbeit, Bachelor- und Masterarbeit

- Ihr eigenes eBook und Buch - weltweit in allen wichtigen Shops

- Verdienen Sie an jedem Verkauf

Jetzt bei www.GRIN.com hochladen und kostenlos publizieren

GRIN ☺

Einsatz von künstlicher Intelligenz zur Entgegenwirkung des Pflegenotstands. Eine qualitative Untersuchung

Corinna Schönweiler

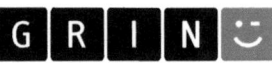

Bibliografische Information der Deutschen Nationalbibliothek:

Die Deutsche Nationalbibliothek verzeichnet diese Publikation in der Deutschen Nationalbibliografie; detaillierte bibliografische Daten sind im Internet über http://dnb.d-nb.de abrufbar.

ISBN: 9783346789877
Dieses Buch ist auch als E-Book erhältlich.

Druck und Bindung: Books on Demand GmbH, Norderstedt Germany
Gedruckt auf säurefreiem Papier aus verantwortungsvollen Quellen

Das vorliegende Werk wurde sorgfältig erarbeitet. Dennoch übernehmen Autoren und Verlag für die Richtigkeit von Angaben, Hinweisen, Links und Ratschlägen sowie eventuelle Druckfehler keine Haftung.

Das Buch bei GRIN: https://www.grin.com/document/1314909

Projektarbeit

Entgegenwirken des Pflegenotstandes durch den Einsatz von künstlicher Intelligenz in der Pflege – eine qualitative Untersuchung

abgegeben am 24.11.2022
SRH Fernhochschule

Modul: Qualitative Datenanalyse (MQUADA)
Studiengang: Management (M. Sc.)

von
Corinna Schönweiler

Inhaltsverzeichnis

Abbildungsverzeichnis

Tabellenverzeichnis

5

1 Einleitung

1.1 Problemstellung

Künstliche Intelligenz (KI) wird mittlerweile nicht nur in Industriebetrieben z. B. zur Automatisierung von Produktionsprozessen verwendet, sondern ist außerdem bereits bei vielen Privatpersonen im alltäglichen Einsatz, wie bspw. Staubsaugroboter oder Fahrassistenzsysteme in Autos.

Die Forschungen und Entwicklungen an KI finden ebenso für den Bereich der Pflege statt. Es wurden bereits Roboter entwickelt, die technisch soweit ausgereift sind, dass diese physisch, aber auch für soziale Zwecke in der Pflegepraxis unterstützen könnten. Bspw. ist es aktuell bereits möglich, dass Roboter Dienstleistungen, wie das Transportieren von Pflegebedürftigen übernehmen können.

Die allgemeinen Entwicklungen im Bereich der Pflege zeigen, dass sich der Pflegenotstand in Deutschland seit einigen Jahren zunehmend verschärft. Die Gründe dafür sind in erster Linie die immer weiter steigende Anzahl an Pflegebedürftigen v. a. aufgrund des medizinischen Fortschritts sowie die rückläufige Anzahl an Pflegekräften, welche z. B. der schlechten Arbeitsbedingungen geschuldet ist.

In diesem Zusammenhang stellt sich die Frage, ob und wenn ja, inwiefern KI für den Einsatz in der Pflege geeignet bzw. sinnvoll sein könnte, um dem Pflegenotstand entgegenwirken zu können.

1.2 Zielsetzung

Folglich ist das Ziel, auf Basis dieser Problemstellung, aufzuzeigen, ob KI sinnvoll in der Pflege eingesetzt werden kann, um dem Pflegenotstand entgegenwirken zu können. Falls ja, soll ein Vorschlag unterbreitet werden, inwiefern bzw. in welchem Umfang eine Anwendung von KI in der Pflege derzeit als geeignet erachtet wird.

Dazu soll der Textbeitrag „Entgrenzung zwischen Mensch und Maschine, oder: Können Roboter zu guter Pflege beitragen?" von Christoph Kehl aus der Zeitschrift „Aus Politik und Zeitgeschichte" (2018) untersucht werden. Die Untersuchung erfolgt über eine inhaltlich strukturierende qualitative Inhaltsanalyse. Dabei wird aus dem Textmaterial zunächst ein Kategorienschema erstellt und eine Forschungsfrage sowie Teilforschungsfragen festgelegt. Zur Erreichung des Ziels sollen schlussendlich detaillierte Ergebnisse aus dem Textbeitrag gewonnen werden und die Forschungsfragen anhand deren beantwortet werden.

1.3 Aufbau der Arbeit

Die Arbeit beginnt mit dem theoretischen Teil, in dem zunächst die Entwicklung sowie die Definition von KI erläutert wird. Anschließend wird auf die Pflege im Allgemeinen eingegangen. Dabei wird der Begriff der Pflege definiert sowie die aktuelle Situation im Bereich der Pflege aufgezeigt, die v. a. von der der zunehmenden Anzahl der Pflegebedürftigen sowie vom Mangel an Pflegekräften geprägt ist. Darauffolgend werden die Auswirkungen des Pflegenotstandes auf die Pflegebedürftigen verdeutlicht und der Stand der aktuellen Forschungen und erste Einsätze von KI in der Pflege vorgestellt. Nach einer abschließenden Zusammenfassung der theoretischen Grundlagen einschließlich der Ableitung der Forschungsfragen folgt der darauf aufbauende methodische Teil der Arbeit. Darin wird zunächst auf die Erläuterungen und die Vorgehensweise der qualitativen Inhaltsanalyse eingegangen. Anschließend wird der Textbeitrag vorgestellt, der zur Beantwortung der Haupt- und Teilforschungsfragen qualitativ untersucht werden soll. Das Kategorienschema wird daraus nachfolgend abgeleitet und inkl. der Haupt- und Subkategorien erstellt. Die resultierenden Ergebnisse werden je Hauptkategorie detailliert anhand von Ankerzitaten aus dem Text erläutert. Die anschließende Diskussion bezieht sich nochmals auf diese gewonnenen Ergebnisse, welche darin in direktem Bezug auf die Forschungsfragen beurteilt werden. Der Abschluss der Arbeit bildet eine kritische Reflexion unter dem Aspekt der Einhaltung der Gütekriterien qualitativer Forschung sowie eine abschließende Zusammenfassung mit einem Ausblick.

2 Theoretischer Teil

2.1 Künstliche Intelligenz

2.1.1 Entwicklung von künstlicher Intelligenz

Mitte des letzten Jahrhunderts, als die ersten programmierbaren Computer entwickelt wurden, starteten die konkreten Anfänge der KI. Forscher[1] machten sich zu dieser Zeit die ersten Gedanken dazu, ob diese Computer auch intelligent handeln können. Alan Turing stellte 1950 dazu den sog. Turing-Test vor.[2] Anhand dessen wurde gemessen, ob sich eine Maschine intelligent verhält. Dabei kommunizierte eine Testperson zum einen mit einem Computer und zum anderen mit einem menschlichen Experten. Die Kommunikation erfolgte über den elektronischen Weg.[3] Kann die Testperson nicht erkennen,

---

[1] Hinweis: Aus Gründen der besseren Lesbarkeit werden in dieser Projektarbeit durchgehend die männlichen Sprachformen verwendet. Jedoch sind bei allen Personenbezeichnungen die weiblichen sowie die diversen Formen immer gleichermaßen mitgemeint.
[2] Vgl. Hecker/Paaß (2020), S. 10
[3] Vgl. Turing (1950), zitiert nach: Hecker/Paaß (2020), S. 2

welche Kommunikation mit dem Computer und welche mit dem Menschen stattgefunden hat, gilt der Computer als intelligent[4] und der Test ist somit bestanden.[5] Im Jahr 1956 fand das „Summer Research Project on Artificial Intelligence" Dartmouth College in Hannover statt. Diese sechswöchige Konferenz, die von John McCarthy, dem Erfinder der Programmiersprache LISP, organisiert wurde, wird als Geburtsstunde der künstlichen Intelligenz bezeichnet. Die dort vertretenen Experten waren der Meinung, dass Intelligenz auch außerhalb des Menschen erzeugt werden kann. Allerdings herrschte noch Uneinigkeit darüber, wie der Weg dorthin aussehen soll. Der Begriff „Artificial Intelligence" (dt. „künstliche Intelligenz"), den McCarthy damals vorgeschlagen hatte, setzte sich bis heute durch. Jedoch war dieser bereits damals, wie auch heute noch, umstritten.[6] Ein Jahr später folgte von Frank Rosenblatt die Entwicklung eines neuronalen Netzes, welchem die Fähigkeit trainiert werden konnte, einfache Muster zu erkennen. Edward Feigenbaum stellte 1965 ein System vor, welches Chemie-Probleme anhand von Regeln lösen konnte. 1969 bewiesen Marvin Minsky und Seymour Papert, dass das von Rosenblatt entwickelte einlagige neuronale Netz keine komplexen Probleme lösen kann. Dadurch wurde die Forschung an neuronalen Netzen fast aufgegeben. Einige Jahre später gelang es jedoch, anhand von mehrschichtigen neuronalen Netzen mit nichtlinearen Elementen auch kompliziertere Zusammenhänge darzustellen. David Rumelhart, Geoffrey Hinton und Ronald Williams begründeten 1986 den Konnektionismus, womit eine Mustererkennung gelang. In den 90er-Jahren konnten mit den damals verfügbaren Computern allerdings noch keine komplexen Probleme gelöst werden. Sepp Hochreiter und Jürgen Schmidhuber stellten 1997 ein fortschrittlicheres System vor, mit dem bessere Ergebnisse bei der Gestaltung von Sequenzen (Text, Spracherkennung) erreicht werden konnten. Als Grafikkarten mit einer hohen Rechenleistung verfügbar wurden, konnte dieses System sinnvoll genutzt werden. 2015 gelang es Kaiming He, ein neuronales Netz aus 152 Schichten vorzustellen. Das Besondere daran ist, dass dieses Netz Bilder sogar besser erkennen kann als ein Mensch.[7] Bspw. können mit solchen neuronalen Netzen Krankheitsbilder auf Röntgenaufnahmen exakter identifiziert werden als dies von medizinischen Experten möglich ist.[8] In den darauffolgenden Jahren wurden weitere Entwicklungen, wie z. B. zur Übersetzung in andere Sprachen oder zur Spracherkennung hervorgebracht.[9]

Heutzutage gewinnt künstliche Intelligenz sowohl in der Wirtschaft als auch in der Gesellschaft zunehmend an Bedeutung. Laut einer Umfrage des Wirtschaftsmagazins

---

[4] Vgl. Hecker/Paaß (2020), S. 12
[5] Vgl. Haring (2019), S. 36
[6] Vgl. Manhart (2017), zitiert nach: Buxmann/Schmidt (2021), S. 4
[7] Vgl. Hecker/Paaß (2020), S. 11 f.
[8] Vgl. Rajpurkar et al. (2017), zitiert nach: Haring (2019), S. 35
[9] Vgl. Hecker/Paaß (2020), S. 12

Forbes sind 95 Prozent der befragten Führungskräfte der Ansicht, dass künstliche Intelligenz zukünftig eine wichtige Bedeutung in deren Unternehmen haben wird. [10] Durch den Einsatz von künstlicher Intelligenz wird ein enormes Wirtschaftswachstum prognostiziert. Die Wirtschaftsprüfgesellschaft PwC veröffentlichte deren Ansicht, dass allein durch künstliche Intelligenz in Deutschland ein Wachstum des Bruttoinlandsprodukts vom Jahr 2017 bis zum Jahr 2030 von 11,3 Prozent zu erwarten ist.[11]

Im nachfolgenden Kapitel wird erläutert, inwiefern der Begriff der künstlichen Intelligenz aktuell definiert und verstanden werden kann.

2.1.2 Definition von (künstlicher) Intelligenz

Künstliche Intelligenz wird als ein Teilgebiet der Informatik betrachtet. Sie befasst sich mit der Automatisierung von intelligentem Verhalten.[12] D. h., dass ein Computer bzw. ein Roboter, der computergesteuert ist, eigenständig „Aufgaben [...] lösen [soll], die normalerweise von intelligenten Wesen erledigt werden."[13] Dazu gehört es auch, dass diese sich dementsprechend verhalten und eigenständig lernen.[14] Zur Erzeugung von künstlicher Intelligenz ist im ersten Schritt der Mensch erforderlich. Bestimmte Aufgaben, die ein Mensch aktuell noch besser macht als ein Roboter, werden versucht, auf die künstliche Intelligenz, z. B. auf Roboter oder Maschinen, zu übertragen.[15] Dadurch kann es möglich werden, dass der Roboter diese Aufgaben zukünftig sogar besser erledigt als der Mensch. Bspw. ist es bereits gelungen, dass Computer bei unterschiedlichen Spielen, wie z. B. Schach, gegen den Menschen gewinnen.[16]

Die künstliche Intelligenz ist zwischen einer starken und einer schwachen künstlichen Intelligenz zu unterscheiden. Unter der starken künstlichen Intelligenz (engl. „strong AI") versteht man die Abbildung und Imitierung von menschlichen Vorgängen, die im Gehirn stattfinden. Dazu zählen oftmals auch menschliche Eigenschaften, wie Bewusstsein, Empathie oder Kreativität. Allerdings ist die Forschung aktuell noch nicht so weit fortgeschritten, als dass eine starke künstliche Intelligenz bereits angewendet werden könnte. Demgegenüber steht die schwache künstliche Intelligenz (engl. „weak AI" oder „Narrow AI"). Diese ist bereits technisch machbar und findet Anwendung in der heutigen Zeit. Dabei werden Algorithmen für bestimmte Problemstellungen entwickelt. Eine

---

[10] Vgl. Forbes (2018), zitiert nach: Buxmann/Schmidt (2021), S. 3
[11] Vgl. PwC (2018), zitiert nach: Buxmann/Schmidt (2021), S. 3
[12] Vgl. Kirste/Schürholz/Wittenpahl (Hrsg.) (2019), S. 21
[13] Copeland (2019), zitiert nach: Hecker/Paaß (2020), S. 1
[14] Vgl. Hecker/Paaß (2020), S. 1
[15] Vgl. Rich/Knight (1991), zitiert nach: Barton/Müller (2021), S.3
[16] Vgl. Deckert/Meyer (2020), S. 12

9

wesentliche Anforderung hierfür ist die Lernfähigkeit.[17] Eine Methode davon ist das maschinelle Lernen. Dabei wird eine Maschine darauf trainiert, aus Erfahrungen zu lernen.[18] Der Begriff der künstlichen Intelligenz lässt sich darüber hinaus jedoch nicht exakt definieren, da bisher keine verwandte Wissenschaft, wie bspw. die Biologie oder die Psychologie, eine genaue Definition des Begriffs der Intelligenz erstellen konnte.[19] Ein Ansatz dafür, zunächst menschliche Intelligenz definieren zu können, bietet Howard Gardner. Dabei werden acht Dimensionen von menschlicher Intelligenz unterschieden. Mit der Bewegungsintelligenz kann der eigene Körper gefühlt und kontrolliert bewegt werden. Das Erkennen von Bildern sowie von räumlichen Zusammenhängen ist auf die bildlich-räumliche Intelligenz zurückzuführen. Die sprachliche Intelligenz umfasst zum einen das Verstehen der Sprache und zum anderen ein angemessenes sprachliches Formulieren von Sachverhalten. Logische Probleme lassen sich anhand der logisch-mathematischen Intelligenz analysieren und lösen. Die musikalische Intelligenz ist nicht nur für das Musizieren erforderlich, sondern auch für verständnisvolles Hören von Musik. Die naturalistische Intelligenz ermöglicht es, die Natur zu beobachten, zu unterscheiden und zu erkennen. Außerdem kann dadurch eine Sensibilität für Naturphänomene entwickelt werden. Durch die zwischenmenschliche bzw. emotionale Intelligenz gelingt es, die Absichten, Gefühle und Motive anderer Menschen zu verstehen und zu prognostizieren. Die selbst-reflektive Intelligenz ermöglicht es, eigene Antriebe, Motive und Gefühle zu erkennen. Außerdem kann dadurch ein Bewusstsein seiner selbst geschaffen werden. Zudem ist damit das eigene Verhalten in bestimmten Situationen vorhersehbar und es gelingt, sich selbst zu motivieren.[20]

[17] Vgl. Buxmann/Schmidt (2021), S. 6 f.
[18] Vgl. Buxmann/Schmidt (2021), S. 9
[19] Vgl. Kirste/Schürholz/Wittenpahl (Hrsg.) (2019), S. 21
[20] Vgl. Gardner (1983), zitiert nach: Hecker/Paaß (2020), S. 1 f.

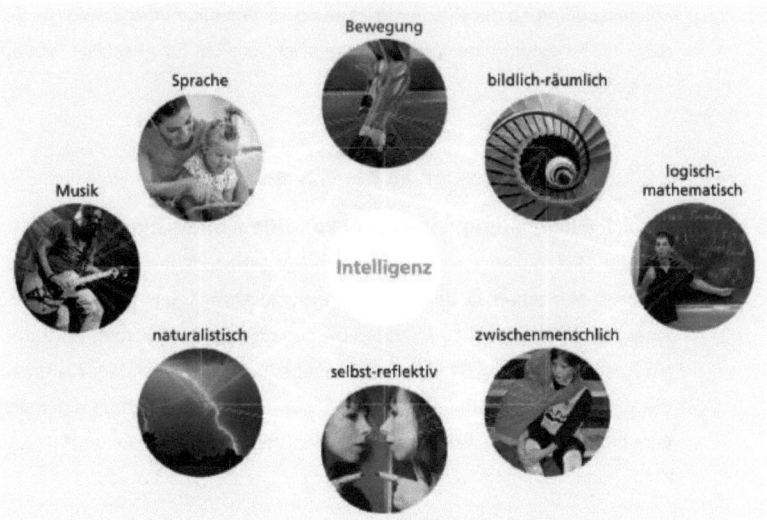

Abb. 1: Acht Dimensionen menschlicher Intelligenz nach Gardner[21]

Diese Dimensionen menschlicher Intelligenz lassen sich zum Teil auf die künstliche Intelligenz übertragen. Eine Unterhaltung zwischen einem Menschen und einem Computer könnte z. B. von einem Video handeln, wodurch die Dimensionen der bildlich-räumlichen sowie der sprachlichen Intelligenz abgedeckt wären. Allerdings ist eine Übertragung der menschlichen Intelligenz (noch) nicht mit allen Dimensionen technisch möglich. Zudem bestehen teilweise große moralische Bedenken.[22]

2.2 Pflege in Deutschland

2.2.1 Definition des Begriffs der Pflege

Der Begriff der Pflege umfasst alle betreuenden Maßnahmen, die Personen, die sich nur noch eingeschränkt selbst versorgen können,[23] im Hinblick auf physische, psychische und soziale Funktionen unterstützen. Die Maßnahmen richten sich danach, diese Funktionen zu erhalten, wiederherzustellen oder entsprechend auf den Alltag anzupassen.[24]

---

[21] Enthalten in: Hecker/Paaß (2020), S. 2
[22] Vgl. Hecker/Paaß (2020), S. 2 f.
[23] Vgl. Statistisches Bundesamt (2020a), in: Statista
[24] Vgl. Steinort (2021), in: sanubi

Mit der Einführung der Pflegeversicherung als eigenständiger Zweig der Sozialversiche-
rung 1995 besteht eine Versicherungspflicht sowohl für gesetzlich als auch für privat
Versicherte.[25]

2.2.2 Aktuelle Situation im Bereich der Pflege

2.2.2.1 Entwicklung der Anzahl von Pflegebedürftigen

Im Jahr 1999 belief sich die Anzahl der Pflegebedürftigen in Deutschland auf ca. 2,02
Millionen Menschen. Im Jahr 2019 hat sich die Anzahl mehr als verdoppelt und erreichte
einen Wert von etwa 4,13 Millionen pflegebedürftiger Menschen. Bis zum Jahr 2060 ist
ein Anstieg auf rund 4,53 Millionen Pflegebedürftiger zu erwarten. Als Ursachen dafür ist
die kontinuierlich wachsende Anzahl älterer Menschen aufgrund einer sich gleichzeitig
zunehmend verbessernden medizinischen Versorgung zu nennen.[26]

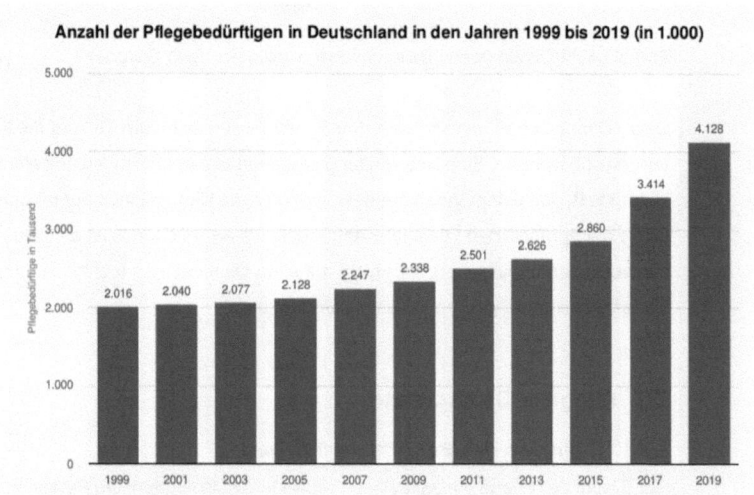

Abb. 2: Anzahl der Pflegebedürftigen in Deutschland in den Jahren 1999 bis 2019[27]

Die folgende Statistik zeigt deutlich, dass der Großteil der deutschlandweit Pflegebedürftigen zwischen 80 und 85 Jahre alt ist. Mit zunehmendem Alter sinkt die Anzahl der
Pflegebedürftigen jeweils nur geringfügig. Dadurch wird deutlich zum Ausdruck

---

[25] Vgl. Statistisches Bundesamt (2020a), in: Statista
[26] Vgl. Statistisches Bundesamt (2020a), in: Statista
[27] Enthalten in: Statistisches Bundesamt (2020a), in: Statista

gebracht, dass die zu Pflegenden größtenteils ältere Menschen sind, deren Anzahl, wie oben erwähnt, zunehmend steigt.[28]

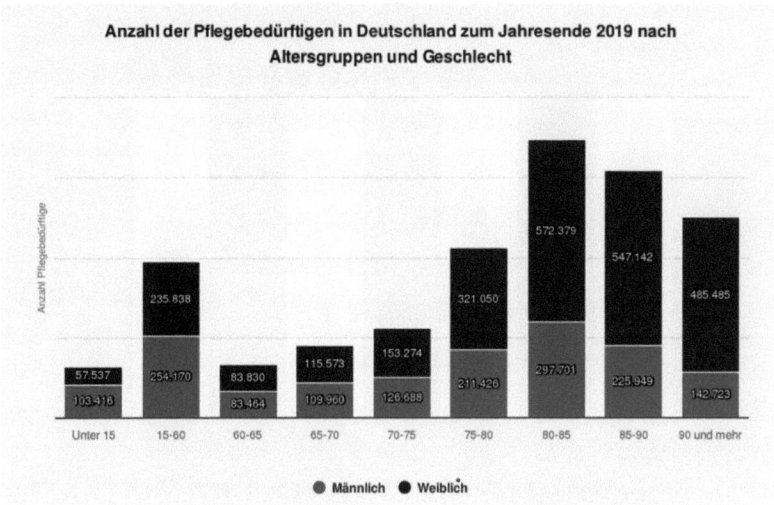

Abb. 3: Anzahl der Pflegebedürftigen 2019 nach Altersgruppen und Geschlecht[29]

2.2.2.2 Mangel an Pflegefachkräften

Der zunehmenden Anzahl an Pflegebedürftigen steht einem Mangel an Pflegefachkräften gegenüber. In Deutschland müssen je Krankenpfleger viel mehr Patienten betreut werden als im Vergleich mit anderen Ländern. In Deutschland pflegt ein Krankenpfleger durchschnittlich dreizehn Patienten. In der Schweiz sind es mit 7,9 Patienten je Krankenpfleger bspw. deutlich weniger. In den Niederlanden pflegt ein Krankenpfleger lediglich 6,9, in den USA lediglich 5,3 Patienten.[30]

---

[28] Vgl. Statistisches Bundesamt (2020b), in: Statista
[29] Enthalten in: Statistisches Bundesamt (2020b), in: Statista
[30] Vgl. Hans Böckler Stiftung (2019), in: Statista

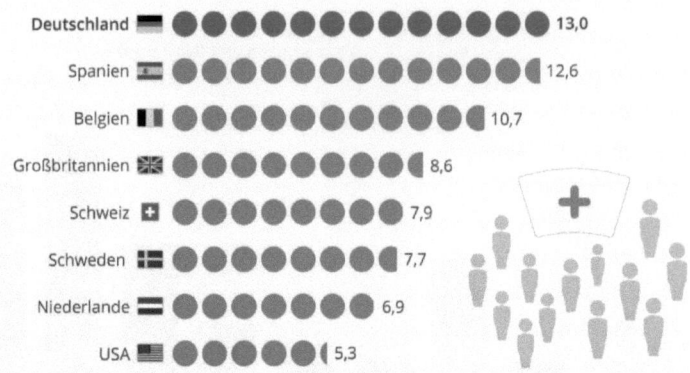

Abb. 4: Zu betreuende Patientenzahl pro Pflegefachkraft nach Ländern 2018[31]

Ein Hauptgrund für die hohe Anzahl der zu betreuenden Patienten je Pflegefachkraft in Deutschland ist der herrschende Personalmangel. Zurückzuführen ist der Personalmangel laut den Angaben der Hans-Böckler-Stiftung auf die langjährige Unterfinanzierung in den sozialen Dienstleistungsberufen. Da so viele Patienten gleichzeitig gepflegt werden müssen, ist die Arbeitsbelastung enorm hoch. Infolgedessen sinkt die Qualität der Pflege dementsprechend.[32]

Zudem wirkt sich der Fachkräftemangel bzw. die infolgedessen entstehende dauerhafte Überforderung negativ auf die physische und psychische Gesundheit der Pflegekräfte aus. Dadurch fallen im Pflegebereich krankheitsbedingt weitere Fachkräfte aus und der Mangel wird verstärkt.[33] Auch gänzliche, weit vor Rentenbeginn stattfindende Ausstiege qualifizierter Mitarbeiter aus dem Pflegebereich sind dadurch wahrscheinlicher.[34]

Weil der Nachwuchs in den Pflegeberufen v. a. aufgrund der hohen Arbeitsbelastung und der unterdurchschnittlichen Bezahlung fehlt, wird sich der Mangel an Pflegekräften bei gleichbleibenden Bedingungen auch zukünftig noch weiter verschärfen.[35]

---

[31] Enthalten in: Hans Böckler Stiftung (2019), in: Statista
[32] Vgl. Hans Böckler Stiftung (2019), in: Statista
[33] Vgl. Kraft (2019), in: Pflegezeitschrift, S. 58
[34] Vgl. Sahmel (2018), in: Pflegezeitschrift, S. 20
[35] Vgl. Lübbers (2017), in: Heilberufe / Das Pflegemagazin, S. 50

2.2.2.3 Auswirkungen des Pflegenotstands auf die Pflegebedürftigen

Zwangsläufig wirkt sich die Überlastung der Pflegekräfte auch auf die Pflegebedürftigen negativ aus. Dadurch, dass sich die Pflegekräfte kaum Zeit für die Betreuung der einzelnen Pflegebedürftigen nehmen können, kann dies sogar zur Patientengefährdung führen. Vernachlässigungen der Patienten können physische sowie psychische Folgen bei den Pflegebedürftigen mit sich bringen.[36] Sogar Verstöße gegen das Grundgesetz der Menschenwürde infolge des Pflegenotstands haben in der Vergangenheit bereits vereinzelt stattgefunden.[37]

2.3 Forschung und Einsatz von KI in der Pflege

In Anbetracht des oben dargestellten Pflegenotstandes, der aufgrund der zunehmenden Anzahl an Pflegebedürftigen und der gleichzeitig fehlenden Pflegekräfte zustande kam, sowie demgegenüber der fortschreitenden Entwicklung von künstlicher Intelligenz, liegt die Überlegung nahe, künstliche Intelligenz im Bereich der Pflege einzusetzen. Dadurch soll die optimale Versorgung der Pflegebedürftigen sichergestellt werden.[38]

Am Einsatz von künstlicher Intelligenz im Bereich der Pflege wird aktuell intensiv geforscht. Dieser wird teilweise sogar bereits vereinzelt praktiziert. Roboter sollen grundsätzlich dabei unterstützen, fehlendes Pflegepersonal zu kompensieren. Bspw. ist es bereits möglich, dass ein Roboter beim Einnehmen von Tabletten unterstützt, indem dieser aktiv daran erinnert und überprüft, ob die Tagesdosis eingehalten wurde. Die Interaktion des Roboters mit dem betreuenden Menschen läuft ähnlich ab, wie bei einem digitalen Smartphone-Assistenten. Dabei kommen Technologien, wie z. B. Spracherkennung, Videoanalyse oder Mustererkennung zum Einsatz. Außerdem kann das menschliche Pflegepersonal darüber informiert und eingebunden werden.[39]

Ein nicht zu unterschätzender Grund für den Zeitmangel der Pflegekräfte ist, dass derzeit noch ein großer Teil der Zeit von Pflegekräften auf Tätigkeiten entfällt, die zwar notwendig sind, jedoch nicht direkt für die Patienten aufgebracht werden können, sondern z. B. für die Dokumentation.[40] Im Hinblick auf die Erleichterung der Dokumentation für Pflegekräfte und Verwaltungspersonal liefen bis zum 27.11.2021 drei Jahre lang aktuelle Forschungen am Projekt „Sprint-Doku". Dabei wurde in den drei Bereichen Kurzzeitpflege, ambulante Pflege sowie Verwaltung getestet, inwiefern das Personal entlastet, die Arbeitsprozesse verbessert, die Prozesse optimiert und die Arbeitsqualität gesteigert

---

[36] Vgl. Lübbers (2017), in: Heilberufe / Das Pflegemagazin, S. 50
[37] Vgl. dpa (2015), in: Uro-News, S. 49
[38] Vgl. Schuh/Greff/Winter/Werth/Gebert (2020), S. 1271
[39] Vgl. Deckert/Meyer, S. 22 f.
[40] Vgl. Schuh/Greff/Winter/Werth/Gebert (2020), S. 1271

werden kann. Durch Spracherkennung und -steuerung soll in erster Linie die Dokumentation deutlich vereinfacht werden. Gleichzeitig kann dadurch die Dokumentationsgeschwindigkeit gesteigert sowie die Dokumentationsinhalte deutlich ausgeweitet werden. Die gewonnene Zeit können die Pflegekräfte wiederum für die persönliche zwischenmenschliche Interaktion mit den Patienten verwenden, denn Zwischenmenschlichkeit stellt in der Pflege eine zentrale Eigenschaft dar.[41]

Neben den beiden oben näher vorgestellten konkreten Einsatzmöglichkeiten von künstlicher Intelligenz in der Pflege wird noch einigen weiteren Robotern in diesem Bereich hohes Potenzial zugeschrieben, zukünftig vermehrt in der Pflege eingesetzt werden zu können. Dabei werden in erster Linie zwischen zwei Robotertypen unterschieden. Zum einen sind dies die sozio-assistiven Roboter. Dabei handelt es sich um menschen- bzw. tierähnliche Roboter, die mit den Pflegebedürftigen interagieren bzw. kommunizieren können. Bspw. kann es damit gelingen, den Zustand von Demenzkranken positiv zu beeinflussen. Zum anderen sind es die Serviceroboter, die einfachere Dienstleistungen erbringen können, wie z. B. das Bewegen, Transportieren und Lagern von Patienten. Dadurch können die Pflegekräfte von körperlich schweren Lasten deutlich entlastet werden. Die Einsatzmöglichkeiten innerhalb der jeweiligen Robotertypen sind wiederum sehr weitreichend und vielfältig.[42]

Die Weiterentwicklung von künstlicher Intelligenz könnte den Weg zu einer neuen Generation in der Pflege bzw. im gesamten Gesundheitswesen ebnen. In diesem Zusammenhang ist zu bedenken, dass im Vorfeld noch einige rechtliche Grundlagen – auch unter Berücksichtigung ethischer Grundsätze – ausgearbeitet und festgelegt werden müssen.[43]

2.4 Zusammenfassung der theoretischen Grundlagen und Ableitung von Forschungsfragen

Seit etwa Mitte des letzten Jahrhunderts forschen Menschen intensiv an künstlicher Intelligenz, dem Versuch, menschliche Intelligenz bzw. Teile davon, wie z. B. die sprachliche Intelligenz, auf Roboter bzw. Maschinen zu übertragen. Die bisherigen Erfolge in der Entwicklung von künstlicher Intelligenz zum einen und die zuversichtlichen Prognosen der Experten, die den weitreichenden Einsatz von künstlicher Intelligenz zur starken Erhöhung des Wirtschaftswachstums für realistisch halten, zum anderen, verdeutlichen, dass künstliche Intelligenz zukünftig eine bedeutende Rolle einnehmen wird. Die

---

[41] Vgl. Recken (2021)
[42] Vgl. Schuh/Greff/Winter/Werth/Gebert (2020), S. 1273 f.
[43] Vgl. Manson (2021), S. 153 f.

Forschungen und Entwicklungen werden in diesem Bereich in naher Zukunft voraussichtlich nochmals deutliche Fortschritte erzielen.

Der Bereich der Pflege in Deutschland befindet sich in einem Notstand. Die entscheidendsten Ursachen dafür sind zum einen die zunehmend steigende Anzahl der Pflegebedürftigen, da die Menschen immer älter werden. Zum anderen herrscht ein Mangel an Pflegekräften, der sich zukünftig voraussichtlich noch weiter verschärfen wird, weil dieser Beruf aufgrund der hohen Arbeitsbelastung sowie der gleichzeitig geringen Bezahlung weniger attraktiv geworden ist. Nicht nur die überlasteten Pflegekräfte, sondern v. a. auch die Pflegebedürftigen sind die leidtragenden des Pflegenotstands. Sowohl physische als auch psychische Belastungen können die Folge davon sein.

Um die Pflegkräfte zu entlasten, umfasst ein Bereich der Forschung an künstlicher Intelligenz speziell den Einsatz von Robotern mit „menschlichen" Eigenschaften in der Pflege. Vereinzelt sind diese bereits im Einsatz – bspw. können Roboter den Zustand von Demenzkranken mittels Kommunikation und Interaktion positiv beeinflussen.

Aus den dargelegten theoretischen Grundlagen im Zusammenhang mit dem zugrunde liegenden Forschungsgegenstand, dem Textbeitrag „Entgrenzung zwischen Mensch und Maschine, oder: Können Roboter zu guter Pflege beitragen?" von Christoph Kehl aus der Zeitschrift „Aus Politik und Zeitgeschichte" (2018)[44], der im anschließenden methodischen Teil detailliert untersucht wird, lässt sich folgende Forschungsfrage inkl. der dazugehörigen Teilforschungsfragen ableiten:

Hauptforschungsfrage:
Kann künstliche Intelligenz sinnvoll in der Pflege eingesetzt werden, um dem Pflegenotstand entgegenzuwirken zu können und wenn ja, in welcher Form?

Teilforschungsfrage 1:
Wie ist der grundsätzliche Stand der Entwicklungen im Bereich der künstlichen Intelligenz aktuell?

Teilforschungsfrage 2:
Welche Anwendungsmöglichkeiten bietet künstliche Intelligenz im Bereich der Pflege derzeit und evtl. zukünftig?

Teilforschungsfrage 3:
Welche Eigenschaften machen eine gute Pflege aus?

---

[44] Vgl. Kehl (2018), in: Aus Politik und Zeitgeschichte, S. 22 ff.

Teilforschungsfrage 4:

Welche Chancen und Risiken ergeben sich durch den Einsatz von künstlicher Intelligenz in der Pflege?

3 Methodischer Teil

3.1 Erläuterung und Vorgehensweise der qualitativen Inhaltsanalyse

Vor der Anwendung soll die qualitative Inhaltsanalyse zunächst erläutert werden. Mit der Inhaltsanalyse wird Material, das aus einer Art der Kommunikation stammt, untersucht. Die Definitionen sind darüber hinaus sehr unterschiedlich und weitreichend, da einige Forscher die Inhaltsanalyse z. B. stark auf das eigene Arbeitsgebiet beziehen.[45]

Nach Philipp Mayring sind jedoch folgende Punkte bei der Inhaltsanalyse entscheidend:

- Die Analyse der **Kommunikation**
- Die Analyse der **fixierten** (d. h. der protokollierten) Kommunikation
- Die **systematische**, statt der freien Vorgehensweise
- Das **regelgeleitete** Vorgehen, um Nachvollziehbarkeit und Verständlichkeit gewährleisten zu können
- Das **theoriegeleitete** Vorgehen, um an Erfahrungen anderer anzuknüpfen
- Das Ziel, **Schlussfolgerungen** aus bestimmten Bereichen der Kommunikation zu ziehen[46]

Da sich die Inhaltsanalyse somit nicht nur mit den Inhalten der Kommunikation beschäftigt, wird diese nach Mayring auch als kategoriengeleitete Textanalyse bezeichnet.[47]

Udo Kuckartz unterscheidet im Wesentlichen drei Arten der qualitativen Inhaltsanalyse – die inhaltlich strukturierende, die evaluative und die typenbildende qualitative Inhaltsanalyse. Meistens wird die inhaltlich strukturierende qualitative Inhaltsanalyse eingesetzt, da diese sich in unterschiedlichen Forschungsprojekten bereits häufig bewährt hat.[48] Aus diesem Grund wird im Nachfolgenden näher auf die Vorgehensweise speziell dieser Art der Inhaltsanalyse eingegangen. Im ersten Schritt wird initiierende Textarbeit betrieben, d. h., dass die Texte zunächst genau gelesen werden und dabei wichtige Stellen markiert werden. Anmerkungen werden jeweils am Rand notiert. Zusätzlich werden in Form eines Memos Besonderheiten festgehalten. Mit dem Verfassen einer kurzen

---

[45] Vgl. Mayring (2010), S. 11
[46] Vgl. Mayring (2010), S. 12 f.
[47] Vgl. Mayring (2010), S. 13
[48] Vgl. Kuckartz (2016), S. 97

18

Fallzusammenfassung wird diese erste Phase abgeschlossen.[49] Um den Text inhaltlich strukturieren zu können, werden im nächsten Schritt Hauptkategorien gebildet. Die Hauptkategorien sind im Normalfall identisch mit den zentralen Themen aus den Forschungsfragen. Ggf. tun sich weitere Themen hervor, die zur Beantwortung der Forschungsfragen als relevant erachtet werden und die in diesem Schritt ebenso zunächst an den Rand geschrieben werden können.[50] In der dritten Phase wird der erste Codierprozess durchgeführt. Dabei wird der Text erneut durchgegangen und einzelne Abschnitte den thematisch passenden Kategorien zugeordnet. Es kann jedoch auch vorkommen, dass aus einem Satz zwei Teile gebildet werden und diese jeweils unterschiedlichen Kategorien zugewiesen werden. Textteile, die für die Forschungsfragen nicht relevant sind, werden auch nicht codiert.[51] Anschließend werden in der vierten Phase alle codierten Textstellen mit der gleichen Kategorie zusammengestellt[52], bevor in der fünften Phase Subkategorien dazu bestimmt werden. Dazu wird eine noch relativ allgemeine thematische Kategorie ausgewählt, wofür (neue) Subkategorien bestimmt werden sollen. Alle mit dieser Kategorie codierten Textstellen werden zusammengestellt. Diese werden geordnet und daraus Subkategorien entwickelt. Bei der Bildung von Subkategorien ist es wichtig, so differenziert wie nötig und so einfach wie möglich vorzugehen. Anschließend werden zu den Subkategorien Definitionen erstellt und diese mit Zitaten aus dem Textmaterial belegt.[53] In der sechsten Phase wird der zweite Codierprozess durchgeführt, bei dem das codierte Textmaterial erneut durchgegangen wird. Es lässt sich dabei bspw. feststellen, dass Subkategorien noch präzisiert oder erweitert werden oder mehrere Subkategorien zusammengefasst werden sollten. Evtl. kann es im Anschluss daran hilfreich sein, thematisch Zusammenfassungen zu erstellen, um das Wesentliche zu konkretisieren.[54] In der abschließenden siebten Phase geschehen die eigentliche Analyse und die Vorbereitung der Ergebnispräsentation. Die Themen sowie die Subthemen stehen bei der Auswertung im Vordergrund. Dabei können mehrere unterschiedliche Auswertungsformen angewendet werden. Bspw. kann eine kategoriebasierte Auswertung entlang der Hauptkategorien vorgenommen werden. Dabei werden die Ergebnisse für jede Hauptkategorie berichtet. Dabei geht es primär darum, was zum jeweiligen Thema hervorgebracht wurde. Es ist nicht nur entscheidend, wie häufig eine Aussage vorkommt, sondern auch, in welcher Form und mit welchen Worten diese formuliert werden. Des Weiteren können u. a. noch Zusammenhänge zwischen den Subkategorien einer Hauptkategorie oder die Zusammenhänge zwischen den Kategorien

---

[49] Vgl. Kuckartz (2016), S. 101
[50] Vgl. Kuckartz (2016), S. 101 f.
[51] Vgl. Kuckartz (2016), S. 102 ff.
[52] Vgl. Kuckartz (2016), S. 106
[53] Vgl. Kuckartz (2016), S. 106 ff.
[54] Vgl. Kuckartz (2016), S. 110 f.

analysiert werden. Abschließend sollte ein Fazit verfasst werden, das in erster Linie Bezug auf die Forschungsfragen nimmt, z. B. inwieweit diese durch das Textmaterial beantwortet werden konnten.[55]

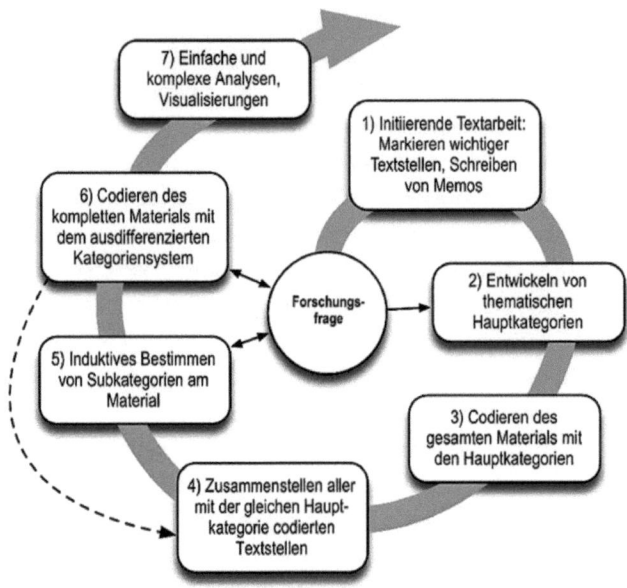

Abb. 5: Ablauf einer inhaltlich strukturierenden Inhaltsanalyse[56]

3.2 Vorstellung des zu analysierenden Textbeitrages

Der zu analysierende Textbeitrag lautet „Entgrenzung zwischen Mensch und Maschine, oder: Können Roboter zu guter Pflege beitragen?" und wurde von Christoph Kehl verfasst. Er promivierte sowohl zur Theorie als auch zur Praxis der biomedizinischen Gedächtnisforschung und arbeitet für das Büro für Technikfolgen-Abschätzung beim Deutschen Bundestag. Der Artikel wurde am 5. Februar 2018 in der Zeitschrift „Aus Politik und Zeitgeschichte (APuZ)" veröffentlicht. Dieser wurde auf Seite 22 bis 28 der Ausgabe 6-8/2018 im 68. Jahrgang abgedruckt. Der Beitrag ist in fünf Abschnitte gegliedert. Einleitend werden im ersten Abschnitt Beispiele von aktuellen Entwicklungen künstlicher Intelligenz aufgeführt. In diesem Zusammenhang wird auch die zunehmende Entgrenzung zwischen dem Menschen und der Maschine verdeutlicht, indem z. B. Maschinen mit Menschen in Kontakt treten. Der zweite Abschnitt handelt zum einen von der

---

[55] Vgl. Kuckartz (2016), S. 111 ff.
[56] Enthalten in: Kuckartz (2016), S. 100

Servicerobotik, die es ermöglicht, dass Maschinen menschliche Handlungsabläufe, wie z. B. in Privathaushalten, übernehmen. Zum anderen werden die Fortschritte in der Neurotechnologie aufgezeigt, mit denen es z. B. gelingen kann, durch Signale aus dem menschlichen Nervensystem künstliche Gliedmaßen zu steuern. In diesem Bereich ist die Maschine sozusagen mit dem Menschen verbunden. Aufgrund der Eingriffe in den menschlichen Körper ist v. a. diese Art des Einsatzes von künstlicher Intelligenz ethisch zu hinterfragen. Im dritten Abschnitt wird die moralische Verantwortung speziell in Bezug auf die Anwendung von künstlicher Intelligenz in der Pflege bewusst gemacht. In diesem Bereich können sowohl Assistenzroboter zur physischen Unterstützung im Alltag als auch soziale Roboter, die mit dem Menschen interagieren und kommunizieren können, eingesetzt werden. Der vierte Abschnitt befasst sich mit der Frage, was Roboter zu einer guten Pflege beitragen können. Pflege erfordert in erster Linie Dienstleistungen auf zwischenmenschlicher Ebene. Demnach ist es nach dem jetzigen Stand nicht möglich, eine Pflegekraft durch technische Möglichkeiten zu ersetzen. Jedoch ist vorstellbar, dass Roboter das Pflegepersonal deutlich entlasten könnten, sodass mehr Zeit für die zwischenmenschlichen Interaktionen bleibt. Im letzten Abschnitt gibt der Verfasser ein Fazit ab. Darin wird hervorgebracht, dass das zunehmend eigenständige Agieren von Maschinen im menschlichen Alltag moralische Unsicherheiten mit sich bringen. Somit sollte insbesondere für die Pflege zunächst festgelegt werden, welche Entwicklungen bzw. Anwendungen der künstlichen Intelligenz zukünftig überhaupt gewünscht und verantwortungsvoll sind.[57]

3.3 Ableitung und Erstellung eines Kategorienschemas

Zur Erstellung eines Kategorienschemas sind die oben erläuterten möglichen Schritte nach Kuckartz erforderlich. Für die Durchführung können in der Praxis Softwares wie bspw. MAXQDA verwendet werden. Durch diese Verwendung kann die Arbeit im Vergleich zum handschriftlichen Vorgehen dergestalt erleichtert werden, dass z. B. die Codierung nachträglich noch relativ einfach angepasst werden kann.

Nach der Definierung der Forschungsfragen wird der Text in MAXQDA hochgeladen und gelesen, während bereits wichtige Textstellen markiert und Anmerkungen, wie z. B. Ideen für die spätere Auswertung, in Form von Memos an den Rand notiert werden. Anschließend werden nach dem ersten Überblick über den Text die Hauptkategorien festgelegt, die sich auf die Forschungsfragen beziehen. Die Hauptkategorien werden in MAXQDA hinterlegt. Es folgt die Codierung des Textmaterials, indem die für die Forschungsfrage entscheidenden Textstellen den Hauptkategorien zugeordnet werden.

---

[57] Vgl. Kehl (2018), in: Aus Politik und Zeitgeschichte, S. 22 ff.

Dies geschieht in der Software z. B. mittels Ziehens der Textstellen auf die hinterlegte Hauptkategorie. Anschließend erhält man einen Überblick über die codierten Textstellen je Hauptkategorie. Anhand dessen werden je Hauptkategorie geeignete Subkategorien gebildet, welche ebenso in MAXQDA hinterlegt bzw. die Textstellen entsprechend zugeordnet werden. Im zweiten Codierprozess werden schließlich die codierten Textstellen erneut durchgegangen und dabei Subkategorien evtl. noch angepasst.

Aus dieser Vorarbeit ergibt sich zum oben vorgestellten Textbeitrag folgendes Kategorienschema:

1. Aktuelle Entwicklungen von KI generell

   1.1 Robotik

   1.2 Neurotechnologie

   1.3 Mensch-Maschine-Entgrenzung

2. Anwendungsmöglichkeiten von KI in der Pflege

   2.1 Assistenzroboter

   2.2 Soziale Roboter

   2.3 Multifunktionale Roboter

3. Eigenschaften guter Pflege

   3.1 Zwischenmenschliche Interaktion

   3.2 Körperliche Arbeit

   3.3 Emotionale Arbeit

4. Chancen von KI in der Pflege

   4.1 Entgegenwirken des Pflegenotstandes

   4.2 Entlastung der Pflegekräfte

   4.3 Unterstützung der Pflegebedürftigen

5. Risiken von KI in der Pflege

   5.1 Ethische Zweifel

   5.2 Fokus auf betriebswirtschaftlichem Denken

   5.3 mechanistisches Verständnis

Tab. 1: Kategorienschema inkl. der Haupt- und Subkategorien[58]

Das vollständige Kategorienschema kann dem Anhang entnommen werden.

---

[58] Eigene Darstellung

3.4 Ergebnisse je Hauptkategorie

Anschließend folgt das umfangreiche Analysieren bzw. Auswerten. Der Fokus dieser Hausarbeit liegt auf der kategorienbasierten Auswertung entlang der Hauptkategorien, da umfangreichere Analysemethoden über den vorgegebenen Umfang hinausgehen würden. Bei der ausgewählten Methode wird betrachtet, was zu den Themen der Hauptkategorien unter Einbeziehung der Subkategorien in erster Linie zum Ausdruck gebracht wird. Die Ergebnisse werden mittels Ankerzitaten entsprechend belegt.[59] Diese Ergebnisse beziehen sich auf die anfangs definierten Teilforschungsfragen.

3.4.1 Hauptkategorie 1: Aktuelle Entwicklungen von KI generell

Die erste Hauptkategorie „Aktuelle Entwicklungen von KI generell" bezieht sich auf die erste Teilforschungsfrage und soll zur Beantwortung, wie der Stand der Entwicklungen im Bereich der künstlichen Intelligenz aktuell grundsätzlich ist, verwendet werden. Dabei liegt der Fokus auf dem Entwicklungsstand von künstlicher Intelligenz im Allgemeinen, ohne zunächst schon explizit auf den Pflegebereich einzugehen. Im Textbeitrag werden dazu drei Entwicklungsrichtungen näher erklärt, welche als Subkategorien „Robotik", „Neurotechnologie" und „Mensch-Maschine-Entgrenzung" definiert werden.

Die aktuellen Forschungen und die daraus resultierenden grundsätzlich möglichen Anwendungsmöglichkeiten von künstlicher Intelligenz sind schon sehr fortgeschritten und vielfältig. Unter dem Bereich der **Robotik** versteht man die maschinelle Nachbildung von menschlichen Handlungsabläufen, d. h., dass Maschinen dadurch menschenähnlich werden und dabei weitestgehend selbstständig agieren können.[60] In diesem Entwicklungsfeld kommen z. B. „klassische Industrieroboter [zur] Automatisierung von [...] industrielle[n] Prozessen"[61] zum Einsatz. Darüber hinaus finden Roboter auch in „Privathaushalten" Anwendung, wie z. B. als „Staubsaugroboter".[62] Die **Neurotechnologie** als weiterer Forschungsbereich der künstlichen Intelligenz meint die Interaktion des Roboters mit dem Menschen.[63] Angewendet wird die Neurotechnologie bspw. bereits standardmäßig als „stimulierende Systeme, die elektrische Impulse an das Gehirn übertragen – etwa sensorische Neuroprothesen wie das Cochlea-Implantat, mit dem sich Einschränkungen des Hörsinns über die gezielte Stimulation der entsprechenden Nervenfasern technisch kompensieren lassen."[64] Insbesondere wird außerdem daran geforscht,

---

[59] Vgl. Kuckartz (2016), S. 118
[60] Vgl. Kehl (2018), in: Aus Politik und Zeitgeschichte, S. 22 f.
[61] Kehl (2018), in: Aus Politik und Zeitgeschichte, S. 22
[62] Kehl (2018), in: Aus Politik und Zeitgeschichte, S. 22
[63] Vgl. Kehl (2018), in: Aus Politik und Zeitgeschichte, S. 23
[64] Kehl (2018), in: Aus Politik und Zeitgeschichte, S. 23

künstliche Gliedmaßen mit Signalen aus dem Nervensystem zu steuern.[65] Wird die Robotik mit der Neurotechnologie sogar noch kombiniert, wird die Trennung zwischen dem Menschen und der Maschine immer undeutlicher, da der Mensch direkt mit der Technologie verbunden ist. Diesen Entwicklungsschritt kann als **Mensch-Maschine-Entgrenzung** bezeichnet werden.[66] Ein technisch mögliches Anwendungsgebiet sind „'intelligent[e]', sich selbst steuernd[e] Implantate oder roboterisierter Gliedmaßen-, wodurch autonom agierende maschinelle Systeme quasi untrennbar mit dem Menschen verschmelzen."[67]

Somit sind die Möglichkeiten, die die Forschung an der künstlichen Intelligenz aus technischer Sicht bieten kann, zum jetzigen Stand bereits sehr weitreichend und in vielen Bereichen des Alltags, wie z. B. im Beruf, im Haushalt oder in der Medizin, einsetzbar.

3.4.2 Hauptkategorie 2: Anwendungsmöglichkeiten von KI in der Pflege

Bei der zweiten Hauptkategorie soll untersucht werden, welche Anwendungsmöglichkeiten künstliche Intelligenz im Bereich der Pflege derzeit und evtl. zukünftig bietet, wie in der zweiten Teilforschungsfrage definiert. Der Autor des Textbeitrages geht in diesem Zusammenhang auf „Assistenzroboter", „Soziale Roboter" und „Multifunktionale Roboter" ein, die zugleich die Subkategorien bilden.

Unter **Assistenzrobotern** versteht man Roboter, die zur physischen Unterstützung im Alltag genutzt werden können. Dadurch kann die Handlungsfähigkeit eines Menschen dementsprechend erweitert werden. Diesen „Robotischen Mobilitätshilfen [...] kommt in der Altenpflege aufgrund der verbreitet auftretenden Bewegungseinschränkungen eine wichtige praktische Rolle zu."[68] Bspw. zählen dazu Rollatoren oder Rollstühle, die sich dort bereits etabliert haben. [69] **Soziale Roboter** können die Pflegebedürftigen sozial-emotional unterstützen. „Zu unterscheiden ist hier zwischen Geräten, die selbst mit Menschen sozial interagieren und kommunizieren (z. B. als Unterhaltungs- oder Zuwendungsroboter) und solchen, deren Hauptzweck darin besteht, zwischenmenschliche Kontakte zu vermitteln und damit die soziale Teilhabe zu fördern (z. B. als Kommunikationsassistent oder Telepräsenzroboter)."[70] Ein konkretes Beispiel für eine sozial-interaktive Robotik sind tierähnliche Roboter, die teilweise bei Demenztherapien im Einsatz sind.[71] Werden sowohl die physischen als auch die kommunikativen und sozialen

---

[65] Vgl. Kehl (2018), in: Aus Politik und Zeitgeschichte, S. 23
[66] Vgl. Kehl (2018), in: Aus Politik und Zeitgeschichte, S. 23
[67] Kehl (2018), in: Aus Politik und Zeitgeschichte, S. 23
[68] Kehl (2018), in: Aus Politik und Zeitgeschichte, S. 25
[69] Vgl. Kehl (2018), in: Aus Politik und Zeitgeschichte, S. 25
[70] Kehl (2018), in: Aus Politik und Zeitgeschichte, S. 25
[71] Vgl. Kehl (2018), in: Aus Politik und Zeitgeschichte, S. 25

Eigenschaften in einem Roboter kombiniert, spricht man von **multifunktionalen Robotern**. Ein solcher Roboter stellt theoretisch ein vielseitigen Alltagsassistenten dar. Bspw. wurde dafür der Care-O-bot des Fraunhofer-Institutes etwa 20 Jahre lang entwickelt, mit dem es geplant war, körperlich beeinträchtigte Menschen im Haushalt zu unterstützen. Allerdings ist dieser noch immer nicht ausgereift genug, um diesen für die angedachten Zwecke einzusetzen. [72] „Der Care-O-bot steht damit symptomatisch für den Stand der Pflegerobotik."[73]

Die aktuellen Einsatzmöglichkeiten von künstlicher Intelligenz in der Pflege sind demzufolge noch an einigen Stellen ausbaufähig. Zwar sind bereits Roboter in der Pflege im Einsatz, jedoch haben sich die meisten Roboter noch nicht flächendeckend etabliert oder sind für einen eventuellen Einsatz sogar noch nicht einmal technisch ausgereift genug.

3.4.3 Hauptkategorie 3: Eigenschaften guter Pflege

Zur Beantwortung der dritten Teilforschungsfrage, welche Eigenschaften gute Pflege ausmachen, dient die dritte Hauptkategorie. Durch die Textanalyse ergeben sich dazu die Subkategorien „Zwischenmenschliche Interaktion", „Körperliche Arbeit" und „Emotionale Arbeit".

„[Es handelt] sich bei der Pflege um eine personenbezogene, fürsorgliche Dienstleistung, in welcher der **zwischenmenschlichen Interaktion** eine grundlegende Bedeutung zukommt."[74] Hingegen wäre eine Pflege, die vollautomatisiert ablaufen würde, für die meisten Menschen eine erschreckende Vorstellung.[75]

Ein weiterer Teil guter Pflege sind auch „**körperlich anstrengende Aufgaben**"[76], wie bspw. das Transportieren der Pflegebedürftigen, die selbst nicht mehr oder nur noch eingeschränkt mobil sind.

Außerdem gehört die allgemeine **emotionale Arbeit** mit den Pflegebedürftigen dazu. Denn „kaum jemand wird bestreiten wollen, dass Empathie, menschliche Zuwendung und körperliche Nähe zentrale Aspekte guter Pflege sind"[77], wodurch erst der „Zugang zum anderen" hergestellt werden kann.[78]

Diese drei Hauptbestandteile guter Pflege zeigen, dass neben der körperlichen Arbeit in erster Linie die zwischenmenschliche, emotionale Arbeit entscheidend dazu beitragen. Auf den Einsatz von Menschen kann im Bereich der Pflege somit nicht verzichtet werden.

---

[72] Vgl. Kehl (2018), in: Aus Politik und Zeitgeschichte, S. 25
[73] Kehl (2018), in: Aus Politik und Zeitgeschichte, S. 25
[74] Kehl (2018), in: Aus Politik und Zeitgeschichte, S. 26
[75] Vgl. Kehl (2018), in: Aus Politik und Zeitgeschichte, S. 26
[76] Kehl (2018), in: Aus Politik und Zeitgeschichte, S. 25
[77] Kehl (2018), in: Aus Politik und Zeitgeschichte, S. 26
[78] Vgl. Kehl (2018), in: Aus Politik und Zeitgeschichte, S. 27

3.4.4 Hauptkategorie 4: Chancen von KI in der Pflege

Die vierte Teilforschungsfrage bezieht sich sowohl auf die vierte Hauptkategorie der Chancen von KI in der Pflege als auch auf die nachfolgende, separat erläuterte fünfte Hauptkategorie der Risiken von KI in der Pflege. Die Chancen umfassen die folgenden festgelegten Subkategorien „Entgegenwirken des Pflegenotstandes", „Entlastung der Pflegekräfte" und „Unterstützung der Pflegebedürftigen".

„Innovative Assistenztechnologien für die Pflege werden von der Politik entsprechend seit Jahren gefördert."[79] Dadurch soll erreicht werden, dem **Pflegenotstand**, d. h. dem Personalmangel in diesem Bereich, **entgegenzuwirken**, indem die pflegerische Arbeit generell zum Teil durch den Einsatz von KI übernommen werden kann. Dadurch, dass KI „der Unterstützung pflegerischer Routinetätigkeiten im Pflegeheim dien[en] [kann] (z. B. als Hebehilfen oder für logistische Aufgaben)"[80] bietet diese außerdem die Chance, bestehende **Pflegekräfte** bei deren Arbeit zu **entlasten**. Darüber hinaus sollen die Möglichkeiten geschaffen werden, die **Pflegebedürftigen** auch direkt **unterstützen** zu können. „Entsprechende Anwendungen befinden sich bereits seit vielen Jahren in Entwicklung und Erprobung."[81] Bspw. kann dies in Form von physischer Unterstützung, wie z. B. durch das Bringen von Gegenständen durch die KI erfolgen. Ebenso ist der Einsatz von Robotern mit kommunikativen Fähigkeiten denkbar, die die soziale Teilhabe der Menschen fördern soll.[82]

Diese drei hauptsächlich erwähnten Chancen, die KI für die Pflege bieten kann, zeigen, dass KI dazu beitragen kann, die derzeit kritische Situation im Pflegebereich zu verbessern. Durch die Vielseitigkeit lässt sich die KI relativ flexibel für unterschiedliche Erforderlichkeiten anwenden.

3.4.5 Hauptkategorie 5: Risiken von KI in der Pflege

Für die fünfte Hauptkategorie, welche ebenso zur Beantwortung der vierten Teilforschungsfrage dient, wurden die folgenden Subkategorien „ethische Zweifel", „Fokus auf betriebswirtschaftlichem Denken" und „mechanistisches Verständnis" festgelegt.

Der Einsatz von KI bzw. die fortschreitende Forschung daran bringt moralische Bedenken mit sich, denn „zunehmende maschinelle Autonomie und die fragile Verfassung der Pflegebedürftigen stehen hier in einem spannungsreichen Verhältnis, weshalb der perspektivische Einsatz autonomer Pflegetechnologien **ethisch** hochumstritten ist."[83] Ein entscheidender Grund dafür sind mögliche gesundheitliche Risiken, die damit entstehen

[79] Kehl (2018), in: Aus Politik und Zeitgeschichte, S. 24
[80] Kehl (2018), in: Aus Politik und Zeitgeschichte, S. 25
[81] Kehl (2018), in: Aus Politik und Zeitgeschichte, S. 25
[82] Vgl. Kehl (2018), in: Aus Politik und Zeitgeschichte, S. 25 ff.
[83] Kehl (2018), in: Aus Politik und Zeitgeschichte, S. 24

können.[84] Ein weitere Gefahr beim Einsatz von KI in der Pflege kann dadurch entstehen, dass „das Gesundheitswesen insgesamt zunehmend betriebswirtschaftlichen Handlungslogiken unterw[orfen] wird."[85] Das bedeutet, dass der **Fokus auf betriebswirtschaftlichem Denken** dadurch noch verstärkt und somit Kennzahlen und daraus evtl. resultierende Einsparmaßnahmen im Vordergrund stehen können. Gleichzeitig könnte die zwischenmenschliche Arbeit, die ein elementarer Bestandteil der Pflege ist, in den Hintergrund rücken.[86] In diesem Zusammenhang besteht auch das Risiko, dass Pflegearbeit zunehmend einem **mechanistischen Verständnis** unterworfen wird"[87] und dadurch ebenso die menschliche, emotionale Arbeit vernachlässigt werden könnte.[88] Neben den umfassenden Möglichkeiten, die KI bietet, entstehen zudem Risiken bzw. Bedenken, die letztendlich zur Beantwortung der Hauptforschungsfrage, ob KI sinnvoll und wenn ja, in welcher Form in der Pflege eingesetzt werden kann, gleichermaßen berücksichtigt werden müssen. Diese aufgeführten Risiken machen in erster Linie auf die Notwendigkeit des Schutzes der Pflegebedürftigen aufmerksam, denn in der Pflege geht es, anders als in einem klassischen Industriebetrieb, um die direkte Arbeit für die Menschen, welche genau darauf angewiesen sind.

4 Diskussion

Die im vorhergehenden Kapitel aufgezeigten Ergebnisse je Hauptkategorie, welche den Bezug zu den einzelnen Teilforschungsfragen herstellen, werden an dieser Stelle als Grundlage für die Beantwortung der Hauptforschungsfrage „Kann künstliche Intelligenz sinnvoll in der Pflege eingesetzt werden, um dem Pflegenotstand entgegenzuwirken zu können und wenn ja, in welcher Form?" verwendet. Außerdem wird auf Basis der theoretischen Grundlagen v. a. die Relevanz von KI in der aktuellen Situation des Pflegenotstandes dargestellt.

Die aktuellen Entwicklungen zeigen deutlich, dass sich der Pflegenotstand zunehmend zuspitzt, da die Anzahl der Pflegebedürftigen z. B. aufgrund der sich verbessernden medizinischen Versorgung stetig steigt und gleichzeitig die Anzahl der Pflegekräfte abnimmt. V. a. aufgrund der daraus resultierenden Überlastung des Pflegepersonals wird der Beruf infolgedessen immer noch unattraktiver und das Problem des Fachkräftemangels verstärkt sich weiterhin. Dadurch kann wiederum kaum mehr eine gute Pflege, die

---

[84] Vgl. Kehl (2018), in: Aus Politik und Zeitgeschichte, S. 24
[85] Kehl (2018), in: Aus Politik und Zeitgeschichte, S. 27
[86] Vgl. Kehl (2018), in: Aus Politik und Zeitgeschichte, S. 27
[87] Kehl (2018), in: Aus Politik und Zeitgeschichte, S. 27
[88] Vgl. Kehl (2018), in: Aus Politik und Zeitgeschichte, S. 27

in erster Linie von Zwischenmenschlichkeit geprägt werden sollte, gewährleistet werden. Eine Möglichkeit, dieser besorgniserregenden Entwicklung gegenzusteuern zu können, ist es, KI in der Pflege einzusetzen.

Die aktuellen Forschungen und technischen Möglichkeiten an KI sind im Allgemeinen bereits sehr fortgeschritten. Neben den klassischen Robotern, die durch die Nachbildung von unterschiedlichen menschlichen Handlungsabläufen z. B. für die Automatisierung in Industriebetrieben eingesetzt werden und dabei eigenständig agieren, geht die Entwicklung mittlerweile bereits dahin, dass KI auch in direkter Verbindung mit dem Menschen handeln kann, wie z. B. durch Implantate, die sich selbst steuern. Je mehr ein Roboter mit dem Menschen verbunden ist, umso weniger gut gelingt es noch, den Menschen von der Maschine zu entgrenzen. Das ist der Hauptgrund, warum dieser sehr menschennahe Einsatz von KI mit vielen Zweifeln verbunden und ethisch sehr umstritten ist, auch wenn es ein großer Fortschritt im Bereich der KI bedeutet und Menschen damit noch mehr Hilfsmittel für den Alltag zur Verfügung gestellt werden könnten.

Speziell für den Bereich der Pflege kann ebenso zwischen unterschiedlichen Arten von KI unterschieden werden. Zum einen sind das die Assistenzroboter, die für die physische Unterstützung eingesetzt werden können. Zum anderen können soziale Roboter die Pflegebedürftigen sozial-emotional unterstützen. Die Kombinationen aus diesen beiden Roboter-Arten nennt man multifunktionale Roboter, welche dazu in der Lage sind, sowohl physische als auch soziale Eigenschaften hervorzubringen. Jedoch ist diese letztere Art von KI technisch derzeit noch nicht ausgereift genug, um diese bereits zuverlässig bei der Arbeit mit Pflegebedürftigen einsetzen zu können.

Um beurteilen zu können, ob und inwieweit die oben erläuterten Möglichkeiten von KI in der Pflege sinnvoll eingesetzt werden können, muss zunächst betrachtet werden, welche Eigenschaften, die von Menschen eingebracht werden, grundsätzlich für eine gute Pflege erforderlich sind. In erster Linie ist auf menschliche Interaktionen sowie emotionale Arbeit unverzichtbar, wenn es um die Leistung einer guten Pflege geht, denn nur dadurch kann ein Zugang zum Pflegebedürftigen aufgebaut werden. Darüber hinaus gehört selbstverständlich auch die körperliche Arbeit dazu, zu denen z. B. das Transportieren der Pflegebedürftigen gehört. Unter Einbeziehung dieser Eigenschaften bzw. Aufgaben soll letztendlich ein Vorschlag gemacht werden, welche davon sinnvoll von KI übernommen werden könnten. Dabei muss auch der Aspekt beachtet werden, dass diese menschlichen Aufgaben derzeit oftmals jedoch nur bedingt, nämlich den Umständen des Pflegenotstandes entsprechend, umgesetzt werden können.

Bevor die Hauptforschungsfrage abschließend beantwortet werden kann, müssen zunächst die Chancen und Risiken, die der Einsatz von KI in der Pflege mit sich bringt,

miteinbezogen werden. In erster Linie bietet KI einerseits die Chance, dem Personalmangel in der Pflege entgegenzuwirken, indem sowohl die Pflegekräfte entlastet als
auch die Pflegebedürftigen direkt unterstützt werden können und somit teilweise weniger
Zeit der Pflegekräfte aufgewendet werden muss.

Jedoch sind in diesem Zusammenhang andererseits die Risiken von großer Bedeutung,
denn die Anwendung von KI in der Pflege ist aufgrund der möglichen negativen gesundheitlichen Folgen für die Patienten ethisch sehr umstritten. Zudem könnte die Pflege sich
von einem zwischenmenschlichen Grundverständnis in ein betriebswirtschaftliches Denken wandeln, in dem die Pflege mit der mechanistischen Arbeit aus den klassischen
Industriebetrieben verglichen werden könnte.

Unter Abwägung der Chancen und Risiken sowie unter Berücksichtigung der bisherigen
Entwicklungen im Pflegebereich lässt sich in Bezug auf die Hauptforschungsfrage feststellen, dass KI v. a. in Bezug auf den Einsatz in der Pflege grundsätzlich definitiv relevant ist, um dem Pflegenotstand entgegenwirken und gleichzeitig z. B. auch die Qualität
der Pflege verbessern zu können. Jedoch sind dabei Grenzen zu beachten, die v. a. aus
ethischer Sicht bedeutend sind. Ein Vorschlag dafür, wie KI sinnvoll in der Pflegepraxis
eingesetzt werden kann, ist der, dass KI nicht direkt die sozialen bzw. emotionalen zwischenmenschlichen Interaktionen übernehmen soll, sondern der Fokus auf der Aus-
übung von physischen Aufgaben liegen soll. D. h., dass KI zum einen selbstständig die
Pflegebedürftigen bspw. mit dem Holen von Gegenständen unterstützt. Zum anderen
soll die KI damit die Pflegekräfte entlasten, indem die KI die körperlichen Aufgaben, wie
z. B. das Heben oder Transportieren der Pflegebedürftigen übernimmt. Infolgedessen
können Pflegekräfte einige Zeit einsparen, die ansonsten für physische Aufgaben verwendet werden müssen, wie z. B., wenn diese von den Patienten für das Aufheben von
Gegenständen gerufen werden. Anstatt dessen wird vorgeschlagen, dass die Pflegekräfte diese gewonnene Zeit gezielt für die intensive zwischenmenschliche Betreuung
der Pflegebedürftigen, die der zentrale Bestandteil guter Pflege ist, einsetzen. Die Nut-
zung der Zeit für sinnvoll erachtete Tätigkeiten, wofür bisher ohne den Einsatz von KI
größtenteils nur wenig Zeit bleibt, kann dazu beitragen, die Zufriedenheit der Pflegekräfte, v. a. aber auch das Wohlbefinden der Pflegebedürftigen zu steigern. Diese Emp-
fehlung ist eine Möglichkeit, dieser zunehmend negativen Entwicklung in der Pflege ge-
gensteuern zu können.

Die Hauptgründe dafür, dass der Einsatz von sozial interaktiven Robotern aktuell als
(noch) nicht sinnvoll erachtet wird, sind, dass diese zum einen für den praktischen Einsatz mit pflegebedürftigen Menschen noch nicht technisch ausgereift genug sind und es
zum anderen ethisch äußerst bedenklich ist, den Kernaspekt von Menschlichkeit und

29

Emotionen in der Pflege in diesem Umfang durch Technik zu ersetzen. Der Hauptgrund dafür ist, dass gerade das Leben von sozialen Austauschen mit anderen Menschen das Menschsein ausmachen, wodurch sich Menschen elementar von Robotern und Maschinen unterscheiden bzw. abheben. Eine menschliche Pflegekraft vollständig durch eine Maschine zu ersetzen, kann daher mit großer Wahrscheinlichkeit erhebliche gesundheitliche, v. a. psychische, negative Auswirkungen für die zu Pflegenden mit sich bringen.

5 Kritische Reflexion unter dem Aspekt der Einhaltung der Gütekriterien qualitativer Forschung

An dieser Stelle soll kritisch reflektiert werden, inwieweit die Gütekriterien qualitativer Forschung bei der angewendeten Vorgehensweise eingehalten wurden. Die Gütekriterien Reliabilität, Objektivität und Validität (intern und extern) sind in der quantitativen Forschung üblich.[89] Die Experten sind sich jedoch uneinig darüber, ob sich die Gütekriterien quantitativer Forschung unverändert auch in der qualitativen Forschung anwenden lassen.[90] Von Lincoln und Guba wurden in Anlehnung an die Gütekriterien quantitativer Forschung die vier Gütekriterien „Verlässlichkeit", „Nachvollziehbarkeit/Bestätigbarkeit", „Glaubwürdigkeit" und „Übertragbarkeit" für die qualitative Forschung entwickelt, welche nachfolgend gegenübergestellt werden.[91]

Gütekriterien quantitativer Forschung	Gütekriterien qualitativer Forschung (nach Lincoln und Guba)
Reliabilität	Verlässlichkeit („dependability")
Objektivität	Nachvollziehbarkeit/Bestätigbarkeit („confirmability")
Interne Validität	Glaubwürdigkeit („credibility")
Externe Validität	Übertragbarkeit („transferability")

Tab. 2: Gütekriterien quantitativer und qualitativer Forschung[92]

Diese Arbeit wird nun hinsichtlich der Einhaltung dieser Gütekriterien von Lincoln und Guba kritisch reflektiert.
Die Reliabilität aus der quantitativen Forschung gibt an, wie zuverlässig die Messmethode ist. Sofern diese unter denselben Bedingungen bei wiederholter Durchführung dieselben Ergebnisse liefert, ist die Untersuchung reliabel.[93] Im qualitativen Kontext wird

[89] Vgl. Lincoln/Guba (1985), zitiert nach: Ornau (2014), S. 74
[90] Vgl. Kuckartz (2016), S. 201 f.
[91] Vgl. Lincoln/Guba (1985), zitiert nach: Ornau (2014), S. 74
[92] Enthalten in: Lincoln/Guba (1985), zitiert nach: Ornau (2014), S. 74
[93] Vgl. Reinhardt (2014), S. 17

daraus die Verlässlichkeit abgeleitet, denn eine Wiederholung ist dabei oftmals nicht möglich. Bei diesem Gütekriterium wird vielmehr der Grad der Verlässlichkeit bewertet.[94] Bspw. kann dafür die konsistente Klassifizierung des untersuchten Textes zu den Auswertungskriterien in Abhängigkeit von der Exaktheit und Widerspruchsfreiheit des Codierleitfadens und die Richtigkeit dessen Anwendung betrachtet werden.[95] In dieser Arbeit wurde die Methodik der inhaltlich strukturierenden qualitativen Inhaltsanalyse gewählt. Die Vorgehensweise nach Kuckartz wurde schrittweise befolgt und spricht für eine verlässliche Untersuchung. Allerdings wurde diese lediglich von einer Person durchgeführt. Empfehlenswert wäre es, das Kategorienschema von einem Experten des entsprechenden Fachgebiets beurteilen zu lassen.

Die Nachvollziehbarkeit bzw. Bestätigbarkeit lassen sich mit der Objektivität aus der quantitativen Forschung vergleichen. Bei der Nachvollziehbarkeit ist es entscheidend, dass sich die Daten eindeutig auf die angegebenen Quellen zurückführen lassen und die Ergebnisse sowie die Vorgehensweise bis dorthin plausibel sind. Die Bestätigbarkeit sagt aus, dass die Untersuchung von den Befragten und den Bedingungen abhängt, nicht aber von den Absichten des Durchführenden.[96] Diese Nachvollziehbarkeit wurde in dieser Forschungsarbeit eingehalten, da sich die Vorgehensweise exakt auf das vorgestellte Ablaufschema aus dem Theorieteil bezieht und die Auswertung zur Erlangung der Ergebnisse plausibel erläutert und mit Ankerzitaten belegt wurde. Auch die Bestätigbarkeit ist gegeben, weil sich die Untersuchung exakt am Textmaterial orientiert und nicht davon abkommt.

Die Glaubwürdigkeit bildet die Alternative zur internen Validität, die Übertragbarkeit die zur externen Validität. Bei der Glaubwürdigkeit wird angegeben, wie vertrauenswürdig die Forschung einschließlich der Erläuterungen und Ergebnisse ist. Hinsichtlich der Übertragbarkeit wird betrachtet, inwieweit die Endergebnisse der eigenen Forschungsarbeit für weitere Untersuchungen relevant ist und eine Übertragbarkeit auf andere Bereiche möglich ist.[97] Kritisch zu betrachten ist hierbei, dass die Analyse nur anhand eines Textmaterials durchgeführt wurde. Die Einbeziehung von weiteren Expertenmeinungen könnte ggf. zu anderen Ergebnissen führen. Außerdem wurde der analysierte Artikel bereits im Jahr 2018 veröffentlicht, was bedeutet, dass sich die Ergebnisse nur auf diesen, bereits ca. vier Jahre zurückliegenden Zeitraum beziehen. Mittlerweile könnten aufgrund des technischen Fortschritts bereits neue Erkenntnisse darüber vorhanden sein und die Übertragbarkeit auf die aktuelle Zeit könnte aus diesem Grund evtl. nur teilweise möglich sein.

[94] Vgl. Lincoln/Guba (1985), zitiert nach: Ornau (2014), S. 74
[95] Vgl. Früh (2011), zitiert nach: Ornau (2014), S. 74
[96] Vgl. Lincoln/Guba (1985), zitiert nach: Ornau (2014), S. 74 f.
[97] Vgl. Döring/Bortz/Pöschl (2015), S. 109

Anhand der Erkenntnisse oben lässt sich feststellen, dass die Gütekriterien qualitativer Forschung überwiegend eingehalten wurden. Dennoch wäre es empfehlenswert, weitere Analysen durchzuführen, um noch zuverlässigere und umfassendere Ergebnisse zu erhalten.

6 Zusammenfassung mit Ausblick

Zusammenfassend lässt sich festhalten, dass KI im heutigen Arbeits- sowie im Privatalltag immer mehr an Bedeutung gewinnt, denn diese trägt hauptsächlich dazu bei, den Menschen Arbeit abzunehmen, um diese dadurch entlasten zu können. Speziell für den Bereich der Pflege könnte der Einsatz von KI viel bewirken, um v. a. die Pflegekräfte in deren täglicher Arbeit zu entlasten und dem Pflegenotstand somit Schritt für Schritt entgegenwirken zu können. Jedoch dürfen die damit verbundenen Bedenken, v. a. aus ethischer Sicht, nicht außer Acht gelassen werden, denn damit einhergehend besteht auch die Gefahr, dass dadurch die menschlichen Interaktionen, die ein elementarer Bestandteil der Pflege sind, verloren gehen könnten. Deshalb ist es entscheidend, dass dabei Grenzen berücksichtigt werden. Es wird dahingehend vorgeschlagen, dass KI nur für physische Zwecke unterstützen soll und nicht die psychische, emotionale Arbeit übernehmen soll. Dadurch können die Pflegekräfte entlastet werden, sodass diese sich auf die wichtigen zwischenmenschlichen Tätigkeiten fokussieren können, denn die Qualität der Pflege und somit auch die Gesundheit der Pflegebedürftigen hängt in erster Linie davon ab.

Aus den Erkenntnissen dieser Arbeit lässt sich ableiten, dass Pflegeeinrichtungen zukünftig noch verstärkter die technischen Möglichkeiten nutzen sollten, die die Pflegekräfte bei rein körperlichen oder Verwaltungstätigkeiten unterstützen können. Gleichzeitig sollten auch die Forschung und Entwicklung von KI in der Pflege weitergeführt werden, um die Einsatzmöglichkeiten in der Pflege ggf. noch ausweiten zu können. Jedoch sollte stets darauf geachtet werden, dass dabei immer die Chancen und Risiken abgewogen werden, sodass Maschinen nur an den Stellen eingesetzt werden, an denen sich dadurch keine gesundheitlichen Nachteile für die Pflegebedürftigen sowie für die Pflegekräfte ergeben.

Anhang

Anlage 1: Vollständiges Kategorienschema

Hauptkategorie 1: Aktuelle Entwicklungen von KI generell		
Subkategorie	**Definition**	**Ankerzitat**
Robotik	Entwicklungsbereiche, in denen menschliche Handlungsabläufe maschinell nachgebildet werden und eigenständig agieren	„Während der klassische Industrieroboter auf die Automatisierung repetitiver industrieller Prozesse festgelegt ist und seine Dienste aus Sicherheitsgründen weitgehend abgeschottet von Menschen vollbringt, eröffnen sich für moderne Serviceroboter vielfältige Anwendungsperspektiven auch außerhalb industrieller Fertigungshallen – seien es einfache Aufgaben in Privathaushalten [...]" (S. 22)
Neurotechnologie	Entwicklungsbereiche, in denen eine Interaktion des Roboters mit dem Menschen möglich ist	„Schon zum klinischen Standardrepertoire gehören stimulierende Systeme, die elektrische Impulse an das Gehirn übertragen – etwa sensorische Neuroprothesen wie das Cochlea-Implantat, mit dem sich Einschränkungen des Hörsinns über die gezielte Stimulation der entsprechenden Nervenfasern technisch kompensieren lassen." (S. 23)
Mensch-Maschine-Entgrenzung	Entwicklungsbereiche, bei denen die Robotik mit der Neurotechnologie kombiniert und dadurch die Trennung zwischen dem Menschen und der Maschine unschärfer wird	„[...] etwa in Form „intelligenter", sich selbst steuernder Implantate oder roboterisierter Gliedmaßen-, wodurch autonom agierende maschinelle Systeme quasi untrennbar mit dem Menschen verschmelzen." (S. 23)
Hauptkategorie 2: Anwendungsmöglichkeiten von KI in der Pflege		
Subkategorie	**Definition**	**Ankerzitat**
Assistenzroboter	Roboter, die pflegebedürftige Menschen	„Robotische Mobilitätshilfen schließlich kommt in der Altenpflege aufgrund

	physisch unterstützen können	der verbreitet auftretenden Bewegungseinschränkungen eine wichtige praktische Rolle zu." (S. 25)
Soziale Roboter	Roboter, die pflegebedürftige Menschen sozial-emotional unterstützen können	„Zu unterscheiden ist hier zwischen Geräten, die selbst mit Menschen sozial interagieren und kommunizieren [...] und solchen, deren Hauptzweck darin besteht, zwischenmenschliche Kontakte zu vermitteln und damit die soziale Teilhabe zu fördern [...]." (S. 25)
Multifunktionale Roboter	Roboter, die pflegebedürftige Menschen sowohl physisch als auch kommunikativ und sozial unterstützt	„Der Care-O-bot steht damit symptomatisch für den Stand der Pflegerobotik." (S. 25)

Hauptkategorie 3: Eigenschaften guter Pflege

Subkategorie	Definition	Ankerzitat
Zwischenmenschliche Interaktion	menschliches Denken und Handeln füreinander bzw. für die Pflegebedürftigen	„[...] handelt es sich bei der Pflege um eine personenbezogene, fürsorgliche Dienstleistung, in welcher der zwischenmenschlichen Interaktion eine grundlegende Bedeutung zukommt." (S. 26)
Körperliche Arbeit	physische Arbeit für Pflegebedürftige	„[...] körperlich anstrengende Aufgaben [...]" (S. 25)
Emotionale Arbeit	Einbringen bzw. Ausdrücken von Gefühlen bei der Arbeit in der Pflege	„Kaum jemand wird bestreiten wollen, dass Empathie, menschliche Zuwendung und körperliche Nähe zentrale Aspekte guter Pflege sind [...]" (S. 26)

Hauptkategorie 4: Chancen von KI in der Pflege

Subkategorie	Definition	Ankerzitat
Entgegenwirken des Pflegenotstandes	die Gegensteuerung des Personalmangels im Bereich der Pflege	„Innovative Assistenztechnologien für die Pflege werden von der Politik entsprechend seit Jahren gefördert [...]" (S. 24)

| Entlastung der Pfle-gekräfte | Möglichkeiten der Un-terstützung der Arbeit des Personals in der Pflege | „[...] der Unterstützung pflegerischer Routinetätigkeiten im Pflegeheim die-nen (z. B. als Hebehilfen oder für logis-tische Aufgaben)." (S. 25) |
| Unterstützung der Pflegebedürftigen | Möglichkeiten der Un-terstützung pflegebe-dürftiger Menschen | „[...] Pflegebedürftige im Alltag unter-stützen können – entsprechende An-wendungen befinden sich bereits seit vielen Jahren in Entwicklung und Er-probung." (S. 25) |

Hauptkategorie 5: Risiken von KI in der Pflege

Subkategorie	Definition	Ankerzitat
Ethische Zweifel	moralische Bedenken am Einsatz von KI in der Pflege	„Zunehmende maschinelle Autonomie und die fragile Verfassung der Pflege-bedürftigen stehen hier in einem span-nungsreichen Verhältnis, weshalb der perspektivische Einsatz autonomer Pflegetechnologien ethisch hochum-stritten ist [...]" (S. 24)
Fokus auf betriebs-wirtschaftlichem Denken	ökonomisches Den-ken rückt im Pflegebe-reich in den Vorder-grund	„[...] das Gesundheitswesen insgesamt zunehmend betriebswirtschaftlichen Handlungslogiken unterwerfen." (S. 27)
mechanistisches Verständnis	pflegerische Abläufe werden als solche ver-standen, die von Tech-nologien ersetzt wer-den können	„[...,] dass Pflegearbeit zunehmend ei-nem mechanistischen Verständnis un-terworfen wird." (S. 27)

Literaturverzeichnis

Barton, T. (Hrsg.) & Müller, C. (2021). *Künstliche Intelligenz in der Anwendung –* *Rechtliche Aspekte, Anwendungspotenziale und Einsatzszenarien.* Worms/Wildau: Springer.

Buxmann, P. & Schmidt, H. (Hrsg.) (2021). *Künstliche Intelligenz – Mit Algorithmen* *zum wirtschaftlichen Erfolg (2. Aufl.).* Darmstadt: Springer.

Deckert, R. & Meyer, E. (2020). *Digitalisierung und künstliche Intelligenz – Koopera-* *tion von Menschen und Maschinen aktiv gestalten.* Hamburg: Springer.

Döring, N., Bortz, J. & Pöschl, S. (2015). *Forschungsmethoden und Evaluation in den* *Sozial- und Humanwissenschaften (5. Aufl.).* Berlin: Springer.

dpa (2015). *Verfassungsbeschwerde zum Pflegenotstand.* In: Uro-News. Jahrgang 19. Ausgabe 1. Seite 49. Berlin: Springer.

Haring, R. (Hrsg.) (2019). *Gesundheit digital – Perspektiven zur Digitalisierung im Ge-* *sundheitswesen.* Rostock: Springer.

Hecker, D. & Paaß, G. (2020). *Künstliche Intelligenz – Was steckt hinter der Technolo-* *gie der Zukunft?* Sankt Augustin: Springer.

Kehl, C. (2018). *Entgrenzung zwischen Mensch und Maschine, oder: Können Roboter* *zu guter Pflege beitragen?* In: Aus Politik und Zeitgeschichte. Jahrgang 68. Ausgabe 6. Seiten 22 – 28. Berlin: Bundeszentrale für politische Bildung (bpb).

Kirste, M., Schürholz, M. & Wittenpahl, V. (Hrsg.) (2019). *Künstliche Intelligenz –* *Technologie, Anwendung, Gesellschaft.* Berlin: Springer.

Kraft, S. (2019). *Welche Auswirkungen hat der Fachkräftemangel?* In: Pflegezeit-schrift. Jahrgang 72. Ausgabe 6. Seiten 58 – 59. Berlin: Springer.

Kuckartz, U. (2016). *Qualitative Inhaltsanalyse – Methoden, Praxis, Computerunter-* *stützung (3. Aufl.).* Weinheim und Basel: Beltz.

Lübbers, A. (2017). *Pflegenotstand: Hilft nur noch beten?* In: Heilberufe / Das Pflege-magazin. Jahrgang 69. Ausgabe 9. Seiten 48 – 50. Berlin: Springer.

Manson, L. (2021). *Data Pulse: A Brief Tour of Artifical Intelligence in Health Care by Mathhew M. Marcetich.* In: Families, Systems & Health. Jahrgang 39. Ausgabe 1. Seiten 153 – 154. Washington D.C.: American Psychological Association. [Review-Book]

Mayring, P. (2010). *Qualitative Inhaltsanalyse – Grundlagen und Techniken (12. Aufl.).* Weinheim und Basel: Beltz.

Ornau, F. (2014). *Inhaltsanalyse.* Riedlingen: Studienbrief der SRH Fernhochschule.

Reinhardt, R. (2014). *Empirische Sozialforschung (2. Aufl.).* Riedlingen: SRH Fern-hochschule.

Sahmel, K.-H. (2018). *Pflegenotstand – ist das Ende der Menschlichkeit erreicht?* In: Pflegezeitschrift. Jahrgang 71. Ausgabe 6. Seiten 18 – 20. Berlin: Springer.

Schuh, S., Greff, T., Winter, F., Werth, D. & Gebert, A. (2020). *KI-basierte Mensch-Roboter-Interaktion durch die Weiterentwicklung multifunktionaler Serviceroboter zur Unterstützung in der klinischen Pflege.* Wiesbaden: Springer.

Verzeichnis der Internetquellen

Hans Böckler Stiftung (2019). *Deutsche Krankenpfleger am Limit – Zu betreuende Patientenzahl pro Pflegefachkraft in Kliniken nach Ländern 2018.* In: Statista. Zugriff am 29.12.2021. Verfügbar unter https://de.statista.com/infografik/16676/patientenzahl-pro-pflegekraft-im-internationalen-vergleich/.

Recken, H. (2021). *SPRINT DOKU – Sprachsteuerung in der Mensch-Maschine-Interaktion.* Zugriff am 03.01.2022. Verfügbar unter https://www.sprint-doku.de/.

Statistisches Bundesamt (2020a). *Anzahl der Pflegebedürftigen in Deutschland in den Jahren 1999 bis 2019.* In: Statista. Zugriff am 29.12.2021. Verfügbar unter https://de.statista.com/statistik/daten/studie/2722/umfrage/pflegebeduerftige-in-deutschland-seit-1999/.

Statistisches Bundesamt (2020b). *Anzahl der Pflegebedürftigen in Deutschland zum Jahresende 2019 nach Altersgruppen und Geschlecht.* In: Statista. Zugriff am 29.12.2021. Verfügbar unter https://de.statista.com/statistik/daten/studie/2727/umfrage/pflegebeduerftige-nach-altersgruppen-und-geschlecht/.

Steinort, J. A. (2021). *Pflege 2022 – Formen, Leistungen und Änderungen.* In: sanubi. Zugriff am 29.12.2021. Verfügbar unter https://sanubi.de/pflege.

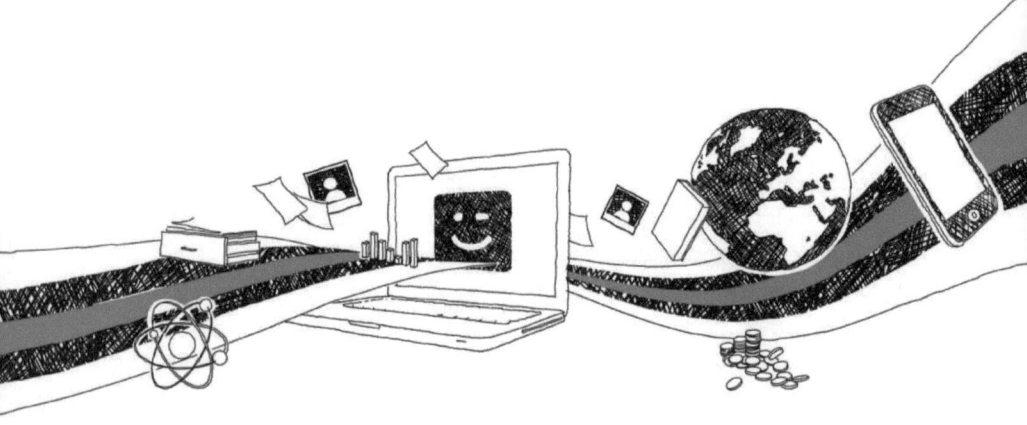
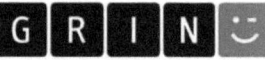